CONSTITUTION

DE LA

THÉRAPEUTIQUE

PAR

Le Dr P. JOUSSET

MÉDECIN DE L'HOPITAL SAINT-JACQUES
ANCIEN INTERNE LAURÉAT (MÉDAILLE D'OR) DES HOPITAUX DE PARIS
DIRECTEUR DU LABORATOIRE DE BACTÉRIOLOGIE
DE L'HOPITAL SAINT-JACQUES

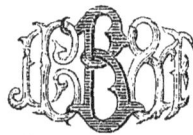

PARIS
LIBRAIRIE J.-B. BAILLIÈRE ET FILS
19, RUE HAUTEFEUILLE

1902

CONSTITUTION

DE LA

THÉRAPEUTIQUE

OUVRAGES DU MÊME AUTEUR

Clinique de l'hôpital Saint-Jacques, 1ʳᵉ série, 1 vol.
    in-8°.. 7 fr.
    2ᵉ série, 1 vol. in-8° .... 9 fr.

Eléments de matière médicale expérimentale et de
    thérapeutique positive, avec la collaboration des Dʳˢ Bon,
    Claude, Gabalda, Guérin-Meneville, M. Jousset, Piedvache
    et J.-P. Tessier, 2 forts volumes in-8° .... 18 fr.

Eléments de médecine pratique, contenant le traitement
    homœopathique de chaque maladie. *Deuxième édition*,
    2 forts volumes in-8°. .... 15 fr.

Eléments de pathologie et de thérapeutique générales.
    Deuxième édition, 1 vol. in-8°................... 4 fr.

La tuberculose. Contagion, hérédité, traitement, 1 vol.
    in-18 .... 3 fr.

Les microbes pathogènes, in-8°.................... 2 fr.

Art Médical, journal mensuel :
    Paris... 15 fr.
    Province.. 18 fr.
    Etranger....................................... 20 fr.

HIPPOCRATE — HAHNEMANN — PASTEUR

CONSTITUTION

DE LA

THÉRAPEUTIQUE

PAR

Le Dr P. JOUSSET

MÉDECIN DE L'HOPITAL SAINT-JACQUES
ANCIEN INTERNE LAURÉAT (MÉDAILLE D'OR) DES HOPITAUX DE PARIS
DIRECTEUR DU LABORATOIRE DE BACTÉRIOLOGIE
DE L'HOPITAL SAINT-JACQUES

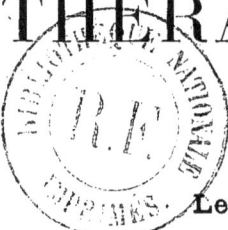

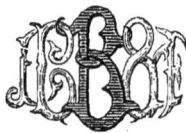

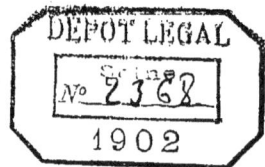

PARIS
LIBRAIRIE J.-B. BAILLIÈRE ET FILS
19, RUE HAUTEFEUILLE
—
1902

AVANT-PROPOS

L'étude de la pathologie générale a toujours compris quatre chapitres : l'homme, la maladie, la cause et la thérapeutique.

Arrivé à cette dernière question, J. P. Tessier s'arrêta écœuré devant les insanités qui représentaient alors (1840) cette partie de la médecine.

Nous sortions en ce moment de la thérapeutique excessive de Broussais, et la méthode des saignées coup sur coup du professeur Bouillaud, son élève, en constituait comme un écho éloigné.

Chomel se posait comme l'adversaire déclaré de cette thérapeutique : il prétendait représenter la méthode du bon sens dans une sorte de synchrétisme, où dominaient les évacuations et les vésicatoires. Il alla jusqu'aux conséquences les plus extrêmes pour démontrer les erreurs thérapeutiques de ses adversaires ; on lit, en effet, dans la clinique de l'Hôtel-Dieu, l'histoire d'une jeune fille rhumatisante, à laquelle il appliqua, pour en démontrer la fausseté, la méthode des saignées coup sur coup ; et bien que l'observation signale l'aggravation de la maladie après chaque saignée, il continua l'expérience jusqu'au bout, c'est-à-dire jusqu'à l'autopsie (1).

Louis, l'ami de Chomel, le statisticien inintelligent, accumulait des travaux dignes d'un bénédictin, pour démontrer que la pneumonie guérissait quelques jours plus tôt par la méthode du tartre stibié que par la méthode des antiphlogistiques! ou peut-être le contraire, cela importe peu (2).

De son côté, RÉCAMIER appliquait, à tort et à travers, les méthodes les plus bizarres et les moyens les plus énergiques ; mais c'est surtout dans des applications souvent malheureuses de la chirurgie à la médecine qu'il dépensait son activité maladive.

Au-dessus de ce pêle-mêle planait la grande figure d'ANDRAL qui, dans sa sagesse de sceptique, faisait constituer toute la thérapeutique dans les apozèmes et le sirop de groseille.

Il faut encore citer MAGENDIE, intelligent et railleur, qui au nom de la méthode expérimentale,

(1) Clinique de Chomel, tome II, page 228.
(2) Louis : Mémoire sur les effets de la saignée, page 55.

plaçait l'expectation au pinacle de la thérapeutique.

Tel est le tableau, aussi triste qu'exact, que présentait la thérapeutique vers le milieu du siècle dernier.

Il est facile de comprendre comment, en face d'un tel gâchis, J. P. Tessier se trouva attiré vers la réforme de Hahnemann. Cette réforme, représentée par une loi positive d'indication et par une matière médicale expérimentale, avait un caractère scientifique qui manquait totalement à la thérapeutique officielle. Sans doute Tessier, et, après lui, ses élèves, eurent le tort de ne pas faire des réserves suffisantes, tant contre l'exclusivisme de la loi des semblables, que vis-à-vis des doctrines empreintes d'illuminisme et de mysticisme qui entachent une partie de l'œuvre de Hahnemann ; mais la faute en fut, pour une part, à l'éclat des vérités contenues dans la première partie des réformes de Hahnemann ; et, pour la plus grande part, dans l'odieuse persécution qui rejeta violemment et injustement les disciples de la nouvelle doctrine en dehors de l'école et des hôpitaux et les força, pour ainsi dire, à servir sous un drapeau, dont toutes les couleurs ne leur étaient pas sympathiques.

Aujourd'hui, qu'un certain apaisement s'est fait, et que les enseignements sortis du laboratoire ont répandu sur l'art de guérir une lumière nouvelle, il nous semble possible d'exposer la constitution de la thérapeutique.

Les travaux de matière médicale et de clinique de Hahnemann et de ses élèves ; la sérumthérapie fondée par Pasteur sur la loi des semblables et l'atténuation des toxines ; l'asepsie chirurgicale, due aussi à ce grand homme, et relevant de la loi des contraires ; cet ensemble de connaissances, qui se succèdent et s'enchaînent depuis un siècle jette sur les enseignements d'Hippocrate, restés jusqu'ici incompris, une clarté qui permet de les prendre pour base de la thérapeutique et d'entreprendre la constitution de cette science.

Mais il est nécessaire que nous exposions d'abord l'histoire générale de la thérapeutique.

Au milieu de systèmes multipliés il est facile de discerner dans la tradition deux grands courants thérapeutiques : l'un vient d'Hippocrate, l'autre de Galien.

La doctrine thérapeutique d'Hippocrate est complète. Elle repose sur un principe : la *nature médicatrice* et sur deux lois d'indication : le *contraria contrariis* et le *similia similibus*. Cette doctrine a pour base l'observation et répond à toutes les exigences de l'art de guérir.

Le galénisme diffère essentiellement de la doctrine d'Hippocrate. Son principe est de dompter la maladie et la seule loi qui régisse les indications est celle des contraires. C'est donc par excellence une *thérapeutique étiologique*. Enfin le galénisme place le raisonnement au-dessus de l'observation, c'est du dogmatisme pur.

Chronologiquement, nous devrions commencer par Hippocrate l'exposition des doctrines médicales ; mais la thérapeutique contemporaine n'étant que l'évolution naturelle de la thérapeutique de ce médecin, nous ferons d'abord l'histoire du galénisme pour ne point interrompre l'ordre logique qui nous conduira, par des étapes successives, d'Hippocrate à Pasteur.

CONSTITUTION

DE LA

THÉRAPEUTIQUE

CHAPITRE Iᵉʳ

I. — THÉRAPEUTIQUE GALÉNISTE.

Galien est avec Hippocrate la plus grande figure
médicale de l'antiquité. Doué d'une vaste intelligence, et d'un esprit autoritaire, il puisa dans les
doctrines d'Aristote et de Platon, qui furent ses
premiers maîtres, l'esprit organisateur qui était
la caractéristique de son génie. Si nous ajoutons
que Galien possédait en anatomie, en physiologie
et en médecine une somme incomparable de connaissances, nous comprendrons que ce médecin
avait tout ce qu'il fallait pour fonder une école ;
et la fonder de telle sorte, qu'il lui assura une
prépondérance incontestable pendant quinze
siècles ; et, qu'aujourd'hui encore, il faut compter
avec elle.

Dire que le Galénisme eut une influence pré-

pondérante, ce n'est pas assez dire ; ses préceptes
étaient reçus comme des articles de loi, non seulement au moyen âge mais encore après la renaissance, et jusqu'à la fin du xviiiᵉ siècle ; enfin il
garda toujours les allures tyranniques qu'il devait
au caractère autoritaire et à la haute opinion que
le Maître avait de lui-même. Car la modestie, pas
plus que le courage professionnel ne furent des
qualités de Galien ; il quitta Rome précipitamment
pendant que la peste y régnait; et il déclare qu'Hippocrate n'avait fait que montrer le chemin, tandis
que lui, Galien, en avait seul aplani les difficultés,
comme Trajan avait rendu praticables les routes
de l'Empire romain.

En thérapeutique, Galien accepte d'Hippocrate
son axiome *natura médicatrix* et ses deux lois
d'indication : *similia similibus* et *contraria contrariis.*

Mais, malgré cet acquiescement aux principes qui
servent de base à la thérapeutique hippocratique,
nous allons voir Galien constituer une thérapeutique absolument opposée à celle de son maître,
et devenir le père du mouvement révolutionnaire
qui arrêta dans son essor la thérapeutique d'Hippocrate.

Au lieu de se borner à guider et à aider la

nature, le médecin galéniste doit lutter avec la
cause morbide, la détruire et l'éliminer; il doit
dompter la maladie. La loi des semblables n'est
conservée que comme un souvenir du passé, et la
loi des contraires domine toute la thérapeutique.

Reprenons maintenant successivement les principes de la thérapeutique de Galien et donnons la
preuve de ce que nous venons d'avancer.

1° *Natura medicatrix.* Galien comprend, l'axiome
natura medicatrix comme l'avait compris Hippocrate.

« La nature, dit Galien, est le premier des
arts qui administrent la santé (1). »

« La nature ayant formé le corps dans son origine doit le rétablir en santé quand il devient
malade (2). »

« Il est également vrai de penser que la nature
règle chaque chose pour la conservation de l'animal et que c'est surtout elle qui guérit, spéciale-
ment quand elle agit par les évacuations cri-
tiques (3). »

(1) Galien considéré comme philosophe, § IV, page 10.
(2) Galien, *contra Julianum.*
(3) Commentaires V, *in epid.*, XXVII, tome 27 B,
page 224 à 229.

Mais la véritable pensée de Galien est contenue dans la citation suivante : « Il s'ensuit de là que l'art de la médecine est supérieur au médecin, puisque c'est le secours de l'art qui le met en état de *dompter* la maladie (1). »

Dompter la maladie, c'est là le principe même de la thérapeutique galéniste ; c'est à cette formule que Galien va rattacher toutes les connaissances qui convergent vers la guérison des maladies, et constituer un art de guérir qui s'éloigne autant de l'art enseigné par Hippocrate que la formule *dompter les maladies* s'éloigne de celle de la *nature médicatrice*.

2° *Lois d'indication*. — Galien est le premier médecin qui ait donné une définition générale de l'indication. D'après lui, l'indication « est la vue d'une conséquence ou plutôt une conséquence évidente, *ipsam consequentiæ inspectionem, indicationem dicimus* (2). »

Ce qui caractérise cette définition, je l'avoue, un peu obscure, c'est l'évidence exigée pour toute action thérapeutique. Traduisant librement cette définition, nous disons dans notre école : *l'indica-*

---

(1) *In epid.*, tome XXVII B, *loc cit.*
(2) M. m, 11. 7 page 126.

tion est la nécessité évidente d'une action déterminée,
renfermant dans cette formule la règle qui doit
guider le médecin et le chirurgien dans l'application si pleine de responsabilité de leur art.

Pour remplir les indications, Galien reconnaît
comme Hippocrate deux lois : la loi des semblables
et la loi des contraires.

a Loi des semblables. — Dans un certain nombre
de ses ouvrages, Galien déploie la plus grande
énergie pour réfuter le principe du *similia similibus curantur* (1) ; et quand il se laisse guider
exceptionnellement par cette loi, par exemple
quand *il soigne une intempérie chaude par un remède
chaud, il dit que cela n'a eu lieu que par accident,
ou parce qu'il est intervenu quelque chose qui était
directement opposé à la maladie.* C'est ce que Broussais appelle fort justement un *subterfuge* (2).

En résumé, Galien ne conserve la loi des semblables que comme un souvenir d'Hippocrate,
formant un ornement à sa convenance pour sa
doctrine.

---

(1) *De morb. vulg. cum* II, classe 3, page 316, et de
hisquæ in med. fiant, classe 7, page 443, édition 1562.

(2) *Examen des doctrines*, tome I, page 211.

b. Loi [des contraires. — La loi des contraires
était en thérapeutique la maxime favorite de
Galien, il y revient sans cesse (1). Sa pensée est
bien rendue dans ce passage : « La guérison
n'étant que le changement d'un état anormal du
corps en l'état normal, et ces deux états étant
opposés l'un à l'autre, il en résulte que la santé
ne pourra être rétablie que par ce qui est contraire
à la maladie..... Chaque maladie a son contraire,
ajoute immédiatement Galien, c'est-à-dire son
traitement spécial. » (2)

Quant à la nécessité de détruire la cause de la
maladie qui répond à l'axiome *sublata causa tollitur*
effectus, Galien y revient souvent : « Toutes les
fois, dit-il, que la cause efficiente persiste dans
une maladie, il faut commencer le traitement par
combattre cette cause (3). » — « Tant que la
cause *conjointe* persiste, la maladie subsiste.
Est-elle enlevée, la maladie cesse aussitôt. »

Les textes que nous venons de citer suffisent
pour bien faire connaître le caractère de la théra-.
peutique galéniste : combattre la cause par ses
contraires ou encore détruire, évacuer, le principe

---

(1) Thèse inaug. de Ravel, 1849.
(2) M. m. XI, 2, page 739.
(3) M. m. II, IV, V, page 254 255 et 208.

mauvais qui cause la maladie; et, dans les deux cas, la cause étant détruite ou enlevée, la guérison est obtenue. Aussi est-ce avec raison que j'appelle la thérapeutique de Galien : THÉRAPEUTIQUE ÉTIOLOGIQUE.

Or, ces causes qu'il s'agit de détruire par leurs contraires sont des hypothèses pures; et les propriétés des médicaments que Galien opposait à ces causes sont également hypothétiques; en sorte que la thérapeutique de Galien peut se résumer ainsi : *combattre une cause hypothétique par les propriétés hypothétiques d'un médicament.*

Ajoutons qu'il y avait deux raisons pour qu'il ne pût en être autrement; la première c'est que la *cause efficiente* des maladies n'est point du domaine des sciences d'observation, et que toutes les fois qu'un médecin veut pénétrer la nature de cette cause, il tombe fatalement dans le pays des hypothèses, et y reste.

La seconde raison de la thérapeutique hypothétique de Galien tenait à l'ignorance où l'on était alors de l'action des médicaments sur l'homme sain.

Pénétrons un peu plus avant dans la doctrine galéniste.

Galien admettait quatre humeurs dans le corps

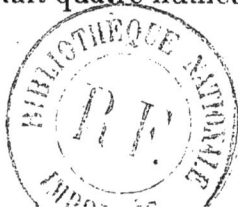

P. J.   2

humain : le sang, la pituite, la bile et l'atrabile
formées par les quatre éléments la terre, l'eau, l'air
et le feu.

Ces quatre humeurs pouvaient être altérées
par excès (pléthore) ou par diminution (anémie)
ou par altération, d'où naissaient les *cacochymies*,
les *acrimonies*, les *putridités*.

Galien, avons-nous dit, ignorait, comme tous les
médecins de son temps, l'action positive des médicaments. Il eut cependant l'idée de la nécessité
de l'expérimentation des médicaments sur l'homme
sain, mais ses essais furent très superficiels. Il se
bornait en effet à appliquer les médicaments sur la
peau et à interroger le patient pour savoir quelle
impression il en ressentait (1). Cette méthode
enfantine ne pouvait rien apprendre à Galien,
aussi il essayait de déterminer l'action des médicaments par les *qualités élémentaires* qu'il leur sup-
posait : le *chaud*, le *froid*, le *sec*, l'*humide* qui en-
gendraient l'*âcre*, l'*amer*, l'*acide*, etc.

Si nous ajoutons que Galien était un *dogmatique*
intransigeant, nous aurons fait connaître complètement l'esprit de sa doctrine. Galien place, en
effet, le raisonnement au-dessus de l'expérience,
comme il appert des passages suivants :

_____

(1) Thèse inaug. de Ravel, page 30.

« La découverte rationnelle des remèdes l'emporte sur leur invention empirique (1) ».

Voici un second passage aussi explicite : « Partir de la nature même de la chose et en déduire, en dehors de l'expérience, ce qui doit être fait, c'est trouver le médicament par indication » (2).

Cette prééminence accordée par Galien au raisonnement nous fait comprendre le caractère autoritaire et intolérant de cette école. Elle avait la dureté et l'inflexibilité d'un syllogisme.

Nous retrouverons ces défauts à un plus haut degré encore chez les successeurs de Galien.

Traduites et vulgarisées par les médecins arabes, les œuvres de Galien furent accueillies avec d'autant plus d'enthousiasme par les médecins du moyen âge, qu'elles avaient les allures de la philosophie d'Aristote, si fort en honneur à cette époque.

Plus tard encore, pendant la renaissance et jusqu'à la fin du xviiie siècle, le Galénisme domina absolument les doctrines médicales.

Les écrits de Riolan et de Guy Patin ; la persécution exercée envers les médecins qui croyaient

---

(1) Voir Thèse de Ravel les sources bibliographiques (page 22).
(2) M. m. XI. 8, page 753.

à la circulation du sang ; l'autorité des parlements,
invoquée pour proscrire l'usage de l'antimoine,
font assez comprendre à quel degré de domination
et de despotisme était arrivée l'école de Galien.

Le Galénisme trouva, il est vrai, bien des con-
tradicteurs ; et des hommes éminents tels que
Paracelse, Van Helmont, Stahl, Haller, Hunter
élevèrent des protestations autorisées contre les
excès et les erreurs de cette école. Tous rappe-
lèrent l'axiome hippocratique *natura medicatrix*,
et s'efforcèrent de lui rendre sa première signification ; tous invoquèrent la loi des semblables
et l'opposèrent à loi des contraires ; mais, je le
répète, cette loi des semblables était absolument
inapplicable en l'absence de la connaissance de
l'effet positif de l'action des médicaments sur
l'homme sain. Et ce n'était point la tentative
faite par Stahl de remplacer, dans le traitement
des aigreurs de l'estomac, les alcalis par les
acides, qui pouvait décider la question et vulga-
riser la loi des semblables. Aussi le galénisme
triompha de toutes ces oppositions. Il sut même
se maintenir malgré les progrès et les découvertes de la physiologie qui sapaient par sa base
la doctrine des quatre humeurs. Il remplaça
comme il le put cette base de ses indications ; créa
de nouvelles hypothèses, et conserva sa théra-

peutique *étiologique*, même après la destruction
des hypothèses successives qui lui avaient servi
de fondement.

L'esprit même du galénisme a survécu à toutes
ces ruines. La thérapeutique étiologique qui a la
prétention de s'attaquer à la cause même de la
maladie, et de la détruire par son contraire,
hante encore l'esprit de la plupart des médecins
de notre temps. C'est au nom de cette thérapeutique étiologique qu'on a prétendu guérir la maladie par la destruction du microbe pathogène.
Les déceptions de l'antisepsie médicale appliquée
à la cure de la phtisie, de la pneumonie, de la
fièvre typhoïde et des autres maladies infectieuses
sont encore présentes à toutes les mémoires.

C'est encore à la thérapeutique étiologique que
nous devons l'emploi des bains froids dans les
pyrexies ; thérapeutique qui, d'illusions en illusions, est obligée d'avouer 25 p. 100 de morta-
lité dans la fièvre typhoïde !!!

En résumé, l'œuvre de Galien a été une œuvre
néfaste ; elle a arrêté dans son essor la thérapeutique d'Hippocrate, thérapeutique fondée essentiellement sur l'observation ; et, répondant par sa

constitution à toutes les nécessités pratiques : par
la loi des contraires à l'asepsie chirurgicale, à la
médication palliative et à la prophylaxie ; par la
loi des semblables, au traitement des maladies
dites de cause interne.

———

CHAPITRE II

EXPOSITION DE LA THÉRAPEUTIQUE D'HIPPOCRATE, DE HAHNEMANN ET DE PASTEUR

§ 1er. — Thérapeutique d'Hippocrate.

C'est avec juste raison qu'Hippocrate a été appelé le père de la médecine. On trouve en effet dans ses livres, à côté d'erreurs qui appartiennent au temps au il vivait, des vérités de premier ordre, des axiomes qui ont traversé des siècles sans être affaiblis, de ces vues de l'esprit, larges et profondes, qui n'appartiennent qu'aux hommes de génie.

En thérapeutique particulièrement, Hippocrate formula les principes généraux qui constituent la base même de cette science. Ces principes comprennent une formule doctrinale : *C'est la nature qui guérit la maladie; et deux lois d'indications.*

1° *C'est l'organisme qui guérit la maladie. Natura medicatrix.*

C'est la nature qui guérit les maladies. Cet axiome constitue le caractère de la thérapeutique hippocratique, il n'a rien d'hypothétique et repose sur l'observation rigoureuse des malades. En effet, la clinique démontre que toutes les maladies curables, même les plus graves, peuvent guérir et guérissent en effet, sans aucun traitement.

Il est donc incontestable que l'organisme peut suffire et suffit à la guérison des maladies.

L'axiome *natura medicatrix*, avons-nous dit, repose sur l'observation des malades, sur la clinique. Mais notre époque a apporté une démonstration de plus à cette vérité ; celle du laboratoire. La destruction du microbe pathogène par les phagocytes est un exemple de l'organisme se défendant, par ses propres forces, contre l'attaque d'une cause morbide et une preuve de la possibilité de la guérison spontanée de la maladie.

Le professeur Bouchard, avec la claire vue des problèmes pathologiques qui est la caractéristique de son intelligence, avait dit : « Qu'on le considère dans les conditions normales ou dans les conditions pathologiques, le phagocytisme est l'une des manifestations de la *nature médicatrice*, l'un des modes de l'effort naturel préservateur et curateur ».

Jusqu'à quel point et de quelle manière peuvent intervenir dans ces drames de la santé et de la maladie, de la vie et de la mort, le médicament et le médecin ? (1)

Hippocrate va encore nous le dire : *Medicus interpres et minister,* formule que les hippocratistes ont toujours traduit ainsi : Le médecin est le ministre et l'interprète de la nature.

Le médecin doit donc étudier le processus morbide dans tous ses détails : ses causes, ses symptômes, ses lésions, son mouvement, c'est à-dire son évolution (2). *Medicus interpres.*

Medicus minister: Le médecin ayant saisi la maladie dans son expression toute entière, devient alors le ministre compétent qui va choisir le remède.

Comment se fera ce choix ? La routine, le caprice, la mode, l'inspiration sont de mauvais conseillers. Rappelons-nous d'ailleurs que l'intervention médicale n'est légitime que quand elle est justifiée par une *indication.*

Or, qu'est-ce qu'une indication? (3)

---

(1) BOUCHARD. *Microbes pathogènes*, page 9.

(2) Il faut, en un mot, avoir un diagnostic précis. Je répète ici, ce que j'ai toujours enseigné : *Sans diagnostic positif, point de thérapeutique efficace.*

(3) L'indication, dans une science problématique comme la médecine, est le seul moyen de se rapprocher, dans la mesure du possible, de l'exactitude des sciences mathématiques.

*L'indication est la nécessité évidente d'une action
déterminée*, mais ceci est une loi générale. Quelles
seront les règles qui guideront le médecin dans
les cas particuliers? Hippocrate a formulé deux
lois d'indication et en a donné la formule.

Ces deux lois sont *la loi des contraires* et *la loi
des semblables*.

Etudions maintenant ces deux lois, et précisons
le sens des textes d'Hippocrate qui permettent de
les comprendre.

a. Loi des contraires. — Cette loi a pour formule : *contraria contrariis curantur*. Les maladies
sont guéries par leurs contraires. « Si on con-
naissait toujours, dit Hippocrate, la cause de la
maladie, on serait en état d'administrer ce qui est
utile, prenant dans les contraires l'indication du
remède. » (1).

Ainsi Hippocrate prend la peine de le préciser;
la loi des contraires ne s'adresse pas à la maladie, mais à sa cause. Par conséquent, il a raison
de dire que cette loi d'indication n'est applicable
que pour les maladies dont on connaît la cause.
Il ne faut pas perdre de vue cette signification

----

(1) Tome VI, page 93, § 1, traduction de Littré.

du *contraria contrariis*, si on veut comprendre la suite de notre exposition.

Si le sens vrai donné à la loi des contraires par Hippocrate avait besoin d'être précisé, l'adage suivant ne laisserait subsister aucun doute : *sublata causa, tollitur effectus*. Or, cet adage est le complément nécessaire et universellement accepté de la loi des contraires.

b. Loi des semblables. — Similia similibus curantur. Cette formule est d'Hippocrate et elle résume et régit les faits que nous allons exposer. « La maladie est produite par les semblables et par les semblables qui l'ont faite... le patient revient de la maladie à la santé. Ainsi ce qui produit la strangurie qui n'est pas, guérit la strangurie qui est ; la toux, comme la strangurie, est causée et enlevée par la même chose » *similia similibus curantur* (1).

Précisons maintenant le sens de cette formule Hippocrate a-t-il voulu dire que c'était le *semblable de la cause* qu'il fallait prescrire pour guérir la maladie, comme nous avons vu qu'il l'avait fait pour la loi des contraires. Il est facile de démon-

---

(1) *Loc. cit.*, page 336 à 337, § 12.

trer que telle n'est pas sa pensée. Il ne dit pas,
en effet, si le froid produit la strangurie et la
toux (ce qui est possible), prescrivez le froid pour
guérir la strangurie et la toux ; mais il dit tex-
tuellement, la maladie est guérie par *les semblables que l'on fait prendre*. Or, ce qu'on *fait
prendre*, c'est un médicament ; et le seul sens possible du passage d'Hippocrate est celui-ci : le
médicament qui produit la strangurie ou la toux
est le médicament qui guérit ces deux symptômes.

Du reste, à propos de la loi des contraires, Hippocrate nomme expressément la cause et dans la
loi des semblables il n'en parle pas. L'interpré-
tation que nous donnons de la pensée d'Hippocrate est celle qui a été acceptée par tous les médecins et c'est pour cela que la loi des semblables
est restée inapplicable. S'il s'était agit d'appliquer
à la guérison d'une maladie la cause qui l'avait produite où eût été la difficulté ? tandis que pour
choisir un médicament capable de produire les
maladies qu'il devait guérir, il fallait connaître
l'action des médicaments sur l'homme sain ; ce
qui était lettre morte.

J'ajouterai qu'Hippocrate a fixé la valeur et la
signification de la loi des semblables par une appli-

cation clinique, quand il traita et guérit un cas de choléra avec le *veratrum album* (1).

Le veratrum album, en effet, produit chez l'homme sain tous les symptômes du choléra et, en le prescrivant, Hippocrate a appliqué la loi de similitude.

En résumé, Hippocrate enseigne que c'est l'organisme qui guérit les maladies; et que deux lois doivent guider le médecin dans la thérapeutique : la loi des contraires et la loi des semblables.

Nous acceptons complètement cet enseignement d'Hippocrate ; et, avec ce grand médecin, nous considérons la nature médicatrice, la loi des contraires et la loi des semblables comme la base sur laquelle on doit élever la thérapeutique.

D'où est venue à Hippocrate cette connaissance du processus de guérison de la maladie par les forces de l'organisme ? qui lui a enseigné ces deux lois d'indication qui répondent à toutes les difficultés de la pratique, en particulier où a-t-il puisé cet axiome en apparence paradoxal du *similia similibus curantur* ?

Evidemment dans la tradition et dans ce qu'il appelait déjà *l'ancienne médecine*. Mais nous ne

_____

(1) *Loc. cit.*, tome V, page 15, § 10.

connaissons pas et nous ne connaîtrons probablement jamais les sources auxquelles Hippocrate
a emprunté ces axiomes thérapeutiques.

Qu'importe après tout? La clinique, avons nous-
dit, a justifié cet axiome : *natura medicatrix* et
la loi des contraires répond, avec la loi des
semblables, à toutes les nécessités de la thérapeutique : thérapeutique curative, thérapeutique
palliative, et prophylaxie.

C'est la *loi des contraires* qui guide le chirurgien pour faire disparaître dans un traumatisme
les causes de la douleur, de l'hémorrhagie, de la
déformation des parties. C'est encore cette loi qui
donne au médecin les règles nécessaires pour
combattre et évacuer les poisons minéraux, végétaux et animaux. C'est la loi des contraires qui
enseigne la technique propre à empêcher les
accidents, suites du traumatisme, de l'accou-
chement et des opérations, puisque c'est elle qui
enseigne à détruire le microbe cause des accidents
de pyohémie ; et les résultats de la chirurgie asep-
tique sont là pour montrer la fécondité et la puissance de cette loi des contraires, quand elle peut
saisir et détruire la cause de la maladie.

C'est encore la loi des contraires qui enseigne
aux médecins les règles de la thérapeutique

palliative. Elle enseigne, en effet, que l'opium a la propriété d'enlever les douleurs, que le chloral a celle de faire dormir, que les purgatifs détruisent la constipation, que l'eau froide abaisse la température, etc., etc.

En un mot, la thérapeutique palliative, qui consiste toujours à supprimer un symptôme, trouve dans la loi des contraires un guide absolument sûr pour appliquer à cette suppression du symptôme les propriétés expérimentalement connues des médicaments.

Mais la loi des contraires cesse d'être applicable au traitement des maladies dites de *cause interne*; et nous verrons, dans un prochain paragraphe, que toutes les tentatives, même dans nos temps modernes, d'appliquer la loi des contraires au choix d'un médicament curatif d'une maladie de cause interne ont échoué.

La cause interne des maladies, même pour celles qui évoluent à l'aide d'un microbe pathogène, la cause interne des maladies, disons-nous, n'est autre qu'une propriété particulière de l'organisme qui le rend apte, dans certaines conditions et sous l'action de causes secondes, à produire un processus morbide déterminé.

L'organisme est ou n'est pas un *terrain* favo-

rable au développement de la maladie. Là, est
la clef de voûte de la doctrine étiologique. Eh
bien, le contraire de cette disposition particulière
de l'organisme, en tant que médicament, n'existe
pas; donc il est impossible d'appliquer ici la loi
des contraires.

Si la loi des contraires est inapplicable à la
cause, elle l'est encore bien moins à la maladie
elle-même. Qu'est-ce que le contraire de la pneumonie, de la fièvre typhoïde ou de la diphtérie?
L'énoncé seul de cette proposition en démontre
l'absurdité.

Mais comment comprenons-nous que la loi des
semblables puisse servir à guider le médecin dans
le choix d'un médicament pour la guérison d'une
maladie? De la manière suivante:

Les médicaments, administrés à l'homme sain,
produisent chez lui un ensemble de lésions et de
symptômes soumis à une marche déterminée et
que, par analogie, on peut appeler une *maladie
médicamenteuse*.

C'est la connaissance de cette maladie médicamenteuse qui rend possible la médication par les
semblables.

Ces maladies médicamenteuses, aujourd'hui
connues grâce à l'initiative de Hahnemann et de
ses élèves immédiats, grâce aussi aux travaux des

thérapeutistes qui, de nos jours, se sont occupés
de pharmacodynamic, permettent l'application de
la loi des semblables. Non seulement nous savons
aujourd'hui, ce qui produit la strangurie et la toux
chez l'homme sain; mais les études de pharmacodynamie nous ont fait connaître les symptômes
et les lésions produits par la plupart des médicaments; en sorte qu'aujourd'hui les médecins peuvent
appliquer la loi des semblables, en se basant sur la
matière médicale expérimentale.

Ici se place une remarque de la plus haute
importance pratique; et cette remarque s'adresse
à ceux de nos confrères qui ont étudié la matière
médicale à un point de vue différent du nôtre.

Nos recherches de matière médicale se proposent,
par des expériences méthodiquement graduées,
d'étudier, chez l'homme et chez les animaux,
l'ensemble des symptômes et des lésions produits
par les médicaments, ensemble qui constitue une
sorte de maladie médicamenteuse. Nous n'ou-
blions jamais, en effet, que nos études de matière
médicale ont pour but immédiat l'application de
la loi des semblables au traitement des maladies;
en sorte que nous plaçons sur un plan secon-
daire ce qu'on appelle aujourd'hui l'*action physiologique* du médicament, et nous trouvons presque

inutiles les actions *hypertoxiques* qui tuent l'animal
en quelques minutes. Quand, par exemple, nous
étudions l'action de la digitale sur le cœur, nous
plaçons en première ligne l'étude aussi exacte que
possible de la dépression cardiaque et de l'asystolie
produites par les doses fortes ; et, d'autre part, la
surexcitation des contractions cardiaques produites
par les doses faibles. Nous serions sans doute heureux de savoir si l'action de la digitale se localise
sur le pneumogastrique, sur les ganglions intra-
cardiaques ou sur les fibres du muscle cardiaque ;
ce qu'on appelle l'action physiologique ; mais nous
ne nous préoccupons pas, outre mesure, de la supériorité des théories qui se disputent l'explication
de ces faits. C'est pour une raison analogue que
les expériences de M. Franck, qui tue un chien en
deux minutes, avec la digitaline, nous semblent
dénuées de toute utilité thérapeutique.

Notre méthode, pour étudier l'action des médicaments sur les animaux, est tout autre. Nous
administrons des doses pondérables que nous
augmentons ou diminuons · que nous éloignons
ou rapprochons, suivant les effets produits. Et cette
méthode, qui s'accompagne d'une longue survie
des animaux, nous donne le tableau de symptômes

et de lésions qu'on n'obtient pas par les doses brutales généralement employées.

Quelques exemples de ces expériences feront comprendre notre méthode.

Action de l'ipéca sur les bronches et les poumons d'un animal sain. — L'ipecacuanha est employé traditionnellement dans les maladies inflammatoires des bronches et du poumon. Ce médicament est, dans notre école, l'agent principal dans le traitement des *broncho-pneumonies*; il était donc très intéressant de rechercher les lésions que l'ipeca produit dans les bronches et le poumon des animaux.

Pécholier, qui suit la méthode dont nous faisons la critique, a déterminé la mort de lapins très rapidement par une dose toxique d'émétine ; il a toujours trouvé les poumons exsangues.

Magendie et Pelletier, expérimentant sur des chiens avec des doses faibles, ont déterminé de la congestion pulmonaire avec des foyers d'hépatisation multiple. Dans les expérimentations d'Ornellas, l'état du poumon variait avec la durée de l'intoxication.

Nous avons voulu vérifier l'action de l'ipécacuanha sur les poumons des animaux.

EXPÉRIENCE

Dans une première expérience nous nous sommes servi d'*émétine*, principe actif de l'ipécacuanha. Cette substance étant peu soluble dans l'eau, nous n'avons produit qu'un peu de diarrhée et une élévation de 5 à 6 dixièmes de degré de température.

Nous avons remplacé l'émétine par le *sulfate d'émé- tine*, préparation extrêmement soluble, dont nous avons injecté 5 centigrammes dans le tissu cellulaire d'un cobaye. La diarrhée s'est produit aussitôt. La tempé- rature a baissé d'un degré, à 38°5.

Le lendemain, une pareille dose de 5 centigrammes a produit un état très grave : respiration 128, pouls 112, température 36° ; et le cobaye succombe dans la journée.

Autopsie. — Pas d'épanchement dans les plèvres ni le péritoine, rate ramollie, foie pâle, caillot dans les ventricules et les oreillettes.

Les deux poumons sont le siège de *noyaux d'hépa- isation* au nombre de 5 ou 6. La partie hépatisée est noire, compacte et gagne le fond de l'eau. L'examen microscopique et l'ensemencement fait avec les précautions antiseptiques habituelles ont démontré l'absence de microbes dans cette lésion.

Voici le résultat de l'examen histologique pratiqué par M. Lefas, interne des hôpitaux.

Dans les poumons, congestion énorme des vaisseaux. Dans deux endroits, effraction des globules rouges dans l'intérieur des accini. Dans les bronches, amas muqueux mais pas de desquamation des cellules épithéliales. Autour d'une bronche de gros calibre, demi-manchon de cellules rondes embryonnaires.

Les cellules des acini se colorent peu ou point; elles sont desquamées en certains points et parfois présentent deux noyaux. Au même niveau, cellules rondes renfermant des granulations de pigment noir. En somme congestion avec *pneumonie* épithéliale.

En résumé, nos expériences -sur l'émétine, principe actif de l'ipécacuanha, démontrent l'action de cette substance sur les bronches et le tissu pulmonaire. Nous pouvons ajouter que cette action a un caractère *inflammatoire et se localise comme la broncho-pneumonie.*

Action du tartre stibié.

EXPÉRIENCES.

Action de l'émétique sur le lapin. — Chaque jour, les animaux ont reçu sous la peau un centimètre cube d'une solution renfermant un milligramme de tartre stibié. Après quelques jours, la dose a été portée à 2 centimètres cubes. Le faible titre de cette solution a permis une longue survie des animaux en expérience et les lésions ont pu évoluer et acquérir l'aspect typique.

Expérience A. — Lapin adulte: il reçoit du 11 avril au 1er mai neuf injections hypodermiques renfermant 1 milligramme d'émétique.

Diarrhée — température normale — diminution notable de la fréquence de la respiration.

A partir du 1er mai, l'animal reçoit 1 milligramme d'émétique matin et soir; la respiration se ralentit de plus en plus, la température tombe de 39°5 à 38°5. Le 5 mai, 24e jour de l'expérience, l'animal tombe dans le collapsus, 35°8, et succombe au milieu de convulsions.

Autopsie. — L'estomac seul est malade ; non loin du pylore, — il présente une *ulcération unique ovalaire,* mesurant 8 millimètres sur 5. Sa profondeur est de 2 millimètres et atteint la couche séreuse. Un bourrelet muqueux, froncé, entoure l'ulcération. Le péritoine, au niveau de la région ulcérée, est injecté mais non adhérent.

Examen histologique (Lefas). — Les bords de l'ulcération sont constitués par la couche glandulaire ; la *muscularis mucosæ* cesse brusquement. Entre la couche glandulaire et la muscularis mucosœ existent de gros foyers hémorrhagiques.

Le fond de l'ulcère est formé par un tissu nécrosé avec des îlots de cellules embryonnaires. Les cellules embryonnaires ont envahi la tunique musculaire (1).

Expérience B. — Nous trouvons inutile de rapporter ici les détails de cette expérience. Les résultats ont été fort analogues à ceux de la première. La température a baissé graduellement de 39°5 à 36°. La respiration s'est ralentie à partir du 7e jour. La mort a eu lieu le 10e jour.

---

(1) Consulter pour les détails histologiques le Bulletin de la Société anatomique, mai et juin 1898.

L'estomac présente trois petites ulcérations dont la plus grande offre la dimension d'un grain de chenevis et présente un aspect analogue à celui décrit dans l'expérience A.

Nous pouvons conclure de ces expériences que le tartre stibié à doses fortes *ralentit la respiration, diminue la température et amène la mort en collapsus.*

Mais nous appelons surtout l'attention sur la propriété qu'a le tartre stibié, même administré par voie hypodermique de se localiser sur l'estomac et d'y déterminer *des ulcérations qui ont la plus grande analogie avec l'ulcère rond.*

Troubles fonctionnels et lésions viscérales détermi- nées par le sérum d'anguille. — Nous rapporterons une seule de nos expériences.

EXPÉRIENCE

Le sérum d'anguille qui a servi à ces expériences a été recueilli à notre laboratoire. La dose a été progressivement de deux à dix gouttes étendues dans un centimètre cube d'eau physiologique. Les injections ont été faites dans la veine marginale de l'oreille.

19 *mars* 1899. Il gouttes de sérum sont injectées. Le pouls baisse de 148 à 108.

20 mars. 2ᵉ jour. — Pas d'injection.

Les urines contiennent déjà du sang et de l'albumine.

Il y a du larmoiement.

21 mars. 3ᵉ jour. — Injection de III gouttes. Pouls :
136 avant, 116 après.

23 mars. 5ᵉ jour. — Injection de IV gouttes. Pouls :
148 avant, 122 après.

Tremblement général.

Il y a de la *polyurie*. Les urines sont *albumineuses*
et *contiennent des cellules rénales.*

24 mars. 6ᵉ jour. — Injection de IV gouttes. Pouls :
144 avant, 136 après.

27 mars. 9ᵉ jour. — Injection de V gouttes.

29 mars. 11ᵉ jour. — Injection de V gouttes. La
température initiale a baissé de 39°7 à 38°8. Le pouls
est à 144.

1ᵉʳ avril. 14ᵉ jour. — Injection de V gouttes. *Polyurie.*

3 avril. 16ᵉ jour. — Injection de VI gouttes. *Polyurie*
continue.

11 avril. 24ᵉ jour. — La diarrhée s'établit et les
urines diminuent.

12 avril. 25ᵉ jour. — Injection de X gouttes **de**
sérum. *Anurie.*

13 avril. 26ᵉ jour. — Mort.

AUTOPSIE. — *Foie.* — Il est très malade. Etat de nécrose et de coagulation qui entoure les veines sus-hépa-
tiques. La tunique de ces veines est épaisse et nécrosée.

Dans le reste du foie, groupe de cellules hépatiques
présentant un début de nécrose de coagulation. On
remarque de nombreuses vacuoles. Les capillaires inter-
cellulaires sont lésés et remplis d'une substance
finement granulée.

Rein. — La nécrose de coagulation est la lésion
dominante dans les glomérules et dans les tubes con-

tournés. Les tubes droits offrent la même lésion moins avancée.

En résumé, les lésions viscérales peuvent se ramener à deux principales : la nécrose de coagulation et la dégénérescence vacuolaire.

Nous attirons l'attention sur l'action si prompte et si énergique du sérum d'anguille sur le rein. Au bout de 24 heures, les urines des animaux en expériences contenaient du sang et de l'albumine. Ce dernier élément a persisté pendant toute la durée de l'expérience et a *atteint deux grammes par litre*. En outre, les urines contenaient des cellules rénales.

Les urines d'abord très abondante sont diminué quand on a augmenté la dose du sérum et l'anurie s'est établie le dernier jour (1).

Voici maintenant une suite d'expérimentations sur l'action du calomel en injections hypodermiques chez le lapin. Elles ont été faites surtout dans le but de justifier *l'indication du calomel dans le traitement de la cirrhose*.

Nous avons fait trois expériences sur les lapins.

---

(1) Pour les détails d'histologie consulter le Bulletin de la société anatomique de mai 1899, et pour les détails des symptômes l'*Art Médical* de juillet 1899.

Nous ne parlons pas des deux premières. La dose du sel mercuriel ayant été trop forte, les animaux ont succombé en 48 heures, et les lésions du foie et du rein étaient trop peu avancées pour qu'il soit intéressant de les rappeller.

EXPÉRIENCE

Lapin n° 3. Cet animal a survécu 29 jours : il a reçu en tout environ 0 gr. 45 centigr. de calomel en injections répétées, à doses fractionnées.

A l'autopsie, le foie pèse 60 gr., très congestionné. La rate est très petite. Reins hypertrophiés. Les poumons présentent un engorgement du lobe inférieur et du lobe moyen ; à la coupe, leur surface est rouge sombre; examiné par raclage, le suc pulmonaire ne présente pas de pneumocoques mais des coccis isolés. Ventricule gauche du cœur hypertrophié ; caillots cruoriques dans les oreillettes et le ventricule droit; un caillot blanchâtre adhérent à la valvule tricuspide.

Voici maintenant l'examen histologique fait par M. Lefas.

« L'injection hypodermique de doses peu élevées, mais réitérées de calomel à des animaux, des lapins par exemple, amène la mort de ces derniers au bout d'un temps variable. A l'autopsie, ces animaux sont trouvés porteurs de lésions anatomiques que l'on peut déjà présumer par l'examen à l'œil nu, mais que le microscope révèle dans tous leurs détails et permet d'assimiler à des lésions déjà connues et classées :

« Les altérations *du foie* sont analogues à ce que l'on

nomme la *cirrhose* embryonnaire infectieuse d'origine
biliaire. Cette dernière peut se résumer dans ce fait
qu'il existe des lésions inflammatoires irritatives des
cellules de revêtement des canalicules biliaires intra-
hépatiques, tant de ceux qui cheminent entre les
travées cellulaires hépatiques (canaux d'origine), que
de ceux qui font suite aux précédents, et occupent les
espaces conjonctifs élémentaires constituant les fissures
de Kiernan. Si l'irritation de l'épithélium biliaire se
prolonge un certain temps, elle se propage au tissu
conjonctif voisin qui réagit en proliférant : on dit
alors qu'il y a cirrhose d'origine biliaire.

« Concurremment à ces lésions conjonctives et
biliaires, il existe toujours des altérations en général
modérées des cellules hépatiques elles-mêmes, con-
sistant dans un état granuleux ou dans une multiplication des noyaux cellulaires.

« *Lésions du rein.* Ces dernières appartiennent comme
type histologique à celles qui caractérisent les glo-
mérulo-néphrites subaiguës, dont un type a été réalisé
expérimentalement dans l'empoisonnement lent par la
cantharidine (Cornil et Brault) ; et que l'on retrouve
cliniquement dans un grand nombre d'infections di-
verses : elles consistent en transformation granulo-
vasculaire et granulo-graisseuse des cellules des tubes
du rein, et en congestion pouvant aller jusqu'à la
production d'hémorrhagies capillaires : ces altérations
sont donc parenchymateuses et le tissu conjonctif du
rein paraît ne pas y participer.

« Il nous reste à examiner les lésions pulmonaires
déterminées par le calomel. Celles-ci, très intéres-
santes, sont de deux ordres : les unes consistent en

desquamation de l'épithélium alvéolaire avec congestion et hémorrhagies capillaires ; c'est la *pneumonie épithéliale* avec congestion, comparable à celle du
poumon cardiaque (Ducellier) ; les secondes consistent
en *bronchopneumonie* comparable à celle des maladies
infectieuses (rougeole, grippe, fièvre typhoïde, etc.).
Ces altérations sont réalisées selon nous de la façon
suivante :

« La congestion n'est pas passive comme celle du
poumon cardiaque à laquelle elle ressemble histo-
logiquement, mais active ; cette congestion active est
fréquente dans les intoxications. Nous l'avons vu pré-
cédemment en ce qui concerne le rein, son intensité au
niveau des capillaires pulmonaires est expliquée, de
même que les altérations épithéliales et broncho-pul-
monaires, par ce fait que l'appareil broncho-pulmo-
naire est une voie importante d'élimination des produits toxiques amenés par la circulation : la présence
de ces derniers dans les capillaires sanguins peut
expliquer aussi les hémorrhagies constatées.

Ainsi les lésions hépatiques produites par l'usage
du calomel expliquent bien, d'après la loi dè similitude, les heureux effets de ce sel de mercure dans
le traitement de la *cirrhose*. Ce *qui donne la cirrhose
la guérit* pour faire suite à l'adage d'Hippocrate,
ce qui produit la strangurie chez l'homme sain
guérit la strangurie chez l'homme malade.

Quant aux localisations de l'action du calomel
sur le rein et sur le poumon, elles peuvent servir

de base à des indications thérapeutiques que la
clinique n'a pas encore déterminées suffisamment.

Un problème se pose : comment une action médicamenteuse intervenant dans un organisme
malade, dans un sens analogue à la maladie, peut-
il guérir cette maladie ?

Est-ce, comme l'enseignait Hunter, parce que
deux états analogues ne peuvent subsister en même
temps dans l'organisme ? Est-ce, comme le veut
Trousseau, une action substitutive ? Est-ce par un
mécanisme encore inconnu ? Nous laisserons le
problème ouvert.

Le fait en lui-même, quelle que soit son explication, est irréfutable. En effet, la démonstration
de l'action des médicaments appliqués aux maladies suivant la loi des semblables est un fait
traditionnel. Dans son chapitre des *guérisons
homœopathiques dues au hasard*, Hahnemann a ras-
semblé des centaines d'observations, empruntées
à toutes les écoles et à tous les temps, qui démontrent l'action homœopathique des médicaments.
De nos jours, en dehors de l'école de Hahnemann,
nous n'aurions que l'embarras du choix pour citer
des cas analogues. C'est l'action de l'ipecacuanha
à doses non nauséeuses dans l'asthme et les
hémorrhagies; c'est la cantharide prescrite contre

le mal de Bright ; le calomel dans la dysenterie ; la belladone dans le mal de gorge ; le drosera dans la coqueluche ; l'hamamelis dans les varices et les hémorrhagies hémorroïdaires, etc. etc.

C'est à dessein que nous l'affirmons de nouveau Toute la thérapeutique est comprise dans le principe : *natura medicatrix* et dans les deux lois formulées par Hippocrate. La thérapeutique posée sur ces larges assises est une thérapeutique vraiment scientifique : *Ce n'est point la thérapeutique d'une école en particulier, c'est la thérapeutique, de tous* ; en dehors de cette thérapeutique il n'y a que des sectes.

Dans le chapitre suivant, un pas immense va être fait dans la voie de la thérapeutique positive. Hahnemann va créer la *matière médicale expérimentale*, rendre possible l'application de la loi des semblables et plus certaine l'application de la loi des contraires dans la médication palliative.

---

§ II. — Thérapeutique de Hahnemann

Hahnemann avait 41 ans quand il publia un tout petit livre intitulé : *Essai sur un nouveau principe pour découvrir les vertus curatives des médicaments.* Ce livre parut en 1796 et c'est une date à jamais mémorable, car elle marque la création d'une science nouvelle : *la matière médicale expérimentale*.

Le titre même de cette publication indique, d'une manière très précise, le but que se proposait Hahnemann : découvrir les propriétés positives des médicaments, c'est-à-dire leur action sur l'organisme sain.

Hahnemann va-t-il, comme ses devanciers, rechercher dans les qualités physiques et chimiques des médicaments, dans les vertus que la tradition leur assigne, ou même dans les effets qu'ils produisent chez les malades, les fondements de sa nouvelle matière médicale ? Non ; il sait combien toutes ces sources de connaissances sont illusoires ; et qu'elles n'ont produit, jusqu'à lui, qu'une science contradictoire. Donc, après avoir rejeté les anciennes méthodes, il ajoute : « Il ne nous reste donc plus qu'à expérimenter sur l'organisme humain les médicaments dont on veut connaître la puissance médicinale » (*Essai sur un nouveau principe*, page 33).

A la page 35, Hahnemann complète sa pensée en disant que les effets médicamenteux doivent être observés *chez l'homme sain*.

Toute la méthode qui va servir à édifier la

matière médicale expérimentale se trouve résumée dans ces quelques lignes. Hahnemann va appliquer cette méthode et quelques années plus tard, il publiera, sous le titre de *Fragments sur les effets positifs des médicaments observés chez l'homme sain*, l'histoire de 26 médicaments.

Hahnemann dans cette première partie de sa vie, se laissa entièrement guider par la méthode expérimentale ; aussi ce fut le temps de ses grandes découvertes. Son génie d'observation donne une très grande valeur à ses premiers travaux de matière médicale ; non seulement il trace l'action des médicaments sur l'homme sain, mais il constate un certain nombre de lois qui régissent l'action de ces médicaments ; lois dont l'exactitude a été reconnue par la pharmacodynamie moderne.

Ces lois sont au nombre de deux : la *première* est celle-ci : *Un médicament donné en une seule dose, à un homme sain, produit deux effets alternants dont le premier est opposé au second* ; voici *la seconde loi* : *Tout médicament produit sur l'homme sain deux effets opposés suivant qu'on le prescrit à petites ou à fortes doses* (1).

---

(1) Consulter les pages 192 et suivantes de nos éléments de *pathologie générale* où ces lois sont exposées.

La *posologie* de Hahnemann n'avait à cette époque
rien d'extraordinaire : « On administrera le remède
à une dose telle qu'il manifeste d'une manière
presque imperceptible la maladie artificielle qu'il
provoque (car il agit dans ce cas à cause de la
tendance qu'il a à évoquer une affection artificielle
semblable) ; on augmentera ensuite insensible-
ment la dose, de manière à être certain que le
changement intérieur de l'économie se fasse avec
un degré suffisant d'énergie ; bien qu'avec des
manifestations beaucoup moins vives que les
symptômes de la maladie naturelle. De cette
façon, on obtient une guérison douce et certaine. » (*Loc. cit.*, p. 37, en note.)

Si la réforme de Hahnemann avait été pré·
sentée au monde médical avec ce caractère de
science et de bon sens, elle eut entraîné toutes les
convictions. On sait qu'il n'en a rien été ; et c'est
ce qui nous reste à exposer.

La note sur les doses que nous venons de reproduire fait déjà pressentir l'état d'esprit de Hahnemann. Il se préoccupe évidemment de l'incon-
vénient des doses fortes, capables d'exciter dans
l'économie des manifestations plus vives que celles
de la maladie à combattre. Il est clair qu'em-
ployant des médicaments qui produisent chez
l'homme sain des symptômes analogues à ceux

de la maladie il devra redouter des aggravations
inutiles ou même dangereuses. Quel procédé va
employer Hahnemann pour arriver à l'atténuation
des doses? Va-t-il expérimentalement diminuer
les doses ordinaires de moitié, d'un quart, d'un
dizième? Non! Il va nous jeter dans la stupeur en
poussant du premier coup, et sans transition, l'in-
finitésimalité à des limites jusqu'alors inconnues;
il propose l'atténuation des médicaments par la di-
vision centésimale. La première dilution est au
100e, la deuxième au 10.000e, la troisième au
1.000.000, et la trentième s'exprime par l'unité
précédée de soixante zéros!

Jamais Hahnemann n'a donné la raison qui l'a
porté à choisir cette échelle de dilution. Nous re-
marquerons seulement, qu'à ce moment un changement complet s'était opéré dans les allures
de son esprit. Ce n'est plus ce savant pondéré,
parlant la langue médicale usuelle, et cherchant
dans la matière médicale expérimentale la solution des problèmes thérapeutiques. Son langage
a pris une teinte d'illuminisme ; il se considère
comme ayant une mission ; il se pose en maître,
sans égard pour la tradition médicale et n'accepte
d'autres guides que ses inspirations.

C'est alors qu'interviennent les théories insen-
sées qui veulent expliquer l'action des médica-

ments dilués par une vertu que leur communi-
queraient les secousses imprimées au flacon qui
les enferme; secousses qu'il recommande de ne
pas porter trop loin de peur d'augmenter par
trop l'énergie du médicament ; puérilité ridicule,
absolument dénuée d'autorité scientifique et dont
s'emparèrent avec enthousiasme ces esprits dési-
quilibrés qui se rencontrent toujours nombreux
dans tout nouveau système.

La trentième dilution fut bientôt dépassée.
Nous eûmes un Jenichen, sous-officier de cava-
lerie, aux robustes épaules, qui dépouillé de ses
vêtements, secouait de ses bras vigoureux des
flacons de la quatrième dilution. Quant il leur
imprimé cent secousses, il avait la centième
dilution ; après 20.000 secousses, c'était la
20.000ᵉ dilution.

Or, comme n'ont cessé de le dire, avec moi,
tous les médecins sensés, c'était toujours la
quatrième dilution.

Nous ne voulons point insister sur les insanités
analogues, nées de cette folie de la puissance
médicamenteuse produite par les dilutions successives. Ce que nous avons dit de Jenichen suffit (1).

_____

(1) Cet état d'esprit d'Hahnemann eut une influence
très fâcheuse sur la matière médicale elle-même.

Dans les *fragmenta* publiés en 1804, on trouve une

La réforme de Hahnemann déviée de la base expérimentale qui avait fait la grandeur de son début, ne fut point abandonnée aux disciples intransigeants qui en avait fait une secte. Les protestations furent énergiques et de plus en plus nombreuses. Une réaction en sens inverse se fit, principalement chez les médecins de langues française et anglaise ; l'emploi des médicaments dilués au dixième, au lieu d'être dilués au centième, l'emploi même des doses pondérables se généralisa beaucoup. Personne ne soutient plus aujourd'hui l'action exaltante des secousses imprimées au flacon du médicament. On peut dire qu'aujourd'hui la plupart des élèves de Hah-

---

description très claire et très nette de l'action des médicaments sur l'homme sain. Le traité de « Matière médicale » publié en 1834 est déjà plus confus, les symptômes trop multipliés. Cependant on peut encore, en s'y appliquant suffisamment, discerner dans l'histoire de chaque médicament son action sur l'homme sain. Mais dans son « Traité des maladies chroniques » publié en 1846, on rencontre, mélangés à des symptômes obtenus par des doses pondérables ou toxiques, d'autres symptômes attribués à l'action de doses infinitésimales. Cette dernière catégorie recueillie par des incompétents et des exaltés n'a aucune valeur scientifique et rend difficilement utilisable toute cette matière médicale.

nemann se sont débarrassés du MANTEAU SECTAIRE qu'on leur avait imposé; qu'ils sont rentrés dans la science traditionnelle, reconnaissant pour leur maître Hippocrate et comme le continuateur de la loi de similitude et des atténuations l'illustre Pasteur. Ils professent aujourd'hui qu'il y a deux lois d'indication : la loi des semblables et la loi des contraires, toutes deux légitimes, chacune dans leur sphère. Ils n'admettent pas que les doses infinitésimales doivent être employées exclusivement et ils ont une règle qui fixe la posologie.

Cependant les doses infinitésimales ont une action incontestable. Mais cette action est si généralement niée et la plupart des médecins de l'école officielle répugnent tellement à les employer, que nous trouvons nécessaire d'insister sur la démonstration de leur action sur l'organisme.

Depuis près d'un siècle, des milliers de médecins répandus sur toute la surface du globe, ont démontré par la clinique l'action des doses infinitésimales ; mais nous savons, qu'en thérapeutique, la preuve clinique est absolument insuffisante pour entraîner la conviction chez des adversaires. Accumulez observations sur observations pour démontrer l'efficacité d'un traitement dans une maladie définie, surtout il s'agit d'une chose aussi étrange que les doses infinitésimales, on répondra *coïncidence* ou *illusion*; et la preuve sera comme non avenue.

Dans une démonstration aussi difficile que celle que nous entreprenons, la preuve clinique ne peut être qu'une confirmation.

Quelques essais d'expérience de doses infinitésimales sur l'homme ont été entrepris par le professeur Imbert-Gourbeyre, entre autres. Qu'ont produit ces expérimentations du reste en petit nombre? Quelques éruptions, quelques symptômes fugaces, mais rien qui puisse faire entrer la conviction dans des esprits prévenus.

Que nous reste-t-il à faire? Demander au laboratoire une de ces démonstrations comme la méthode expérimentale a coutume d'en produire et contre lesquelles l'objection n'est pas possible?

Ces expériences nous les avons faites.

Nous avons pris un être organisé et nous l'avons mis en contact avec un médicament dilué suivant la méthode de Hahnemann.

L'inspection et la balance démontrent l'action de ce médicament même à la 6e dilution centésimale (nombre qui s'énonce par l'unité précédée de douze zéros). Or, si une substance à une dose aussi infinitésimale a une action évidente sur une algue, qui pourra nier la possibilité de l'action des doses infinitésimales sur un processus morbides (1).

Arrivons maintenant à un autre ordre de preuves de l'action de ces infiniment petits. Qui pourra dire le poids de la toxine tuberculeuse qui arrive au poumon malade quand une goutte de tuberculine de Koch a été injectée dans le tissu cellulaire d'un phtisique, s'est mêlée au sang dans toute la circulation, a traversé le foie et est enfin arrivée à la lésion tuberculeuse du poumon? Cette quantité est si minime que Besnier (de l'hôpital Saint-Louis), la compare aux dilutions homœopathiques les plus exagérées ; et cependant, cette dose infinitésimale de toxine peut causer une fièvre violente et, trop souvent, a tué le malade.

Qui dira le poids de la toxine diphtéritique qui, après avoir été élaboré dans l'organisme d'un cheval, est contenu dans le sérum de Roux. Ce sont

_____

(1) Ces expériences ont été faites au laboratoire de l'hôpital Saint-Jacques avec l'*argent métallique* et l'*aspergillus niger*. Les premiers résultats ont été publiés dans l'*Art médical*, janvier 1902.

Nous continuons nos travaux. Nous les étendrons à d'autres substances et à d'autres végétaux. Et les résultats seront publiés ultérieurement.

là des exemples de doses infinitésimales dont l'action ne peut être mise en doute parce qu'elles ont la brutalité d'un fait de laboratoire.

Et maintenant, nous aurions quelques chances d'être entendu en parlant des milliers de faits cliniques que possède notre école.

Aussi, tout en repoussant l'esprit de système qui a guidé Hahnemann pour établir ces modes de dilution, et plus encore les explications mystiques qu'il a données de leur action, acceptons-nous l'usage de ces doses, dans le traitement de cas pathologiques déterminés, à la condition expresse que ces doses soient réglées par l'observation clinique.

§ III. — Thérapeutique de Pasteur.

La doctrine thérapeutique formulée par Hippocrate, développée par Hahnemann, trouve son complément dans l'œuvre d'un homme qui fut aussi grand par son génie que par l'élévation et l'honnêteté de son caractère, je veux parler de Pasteur.

Nous ignorons à quelle source Hippocrate a puisé ses enseignements thérapeutiques, mais Pasteur fut notre contemporain, nous possédons donc tous les éléments nécessaires pour faire la genèse de ses découvertes.

Pasteur a commencé par être chimiste (1); il montra, dès ses premiers pas dans l'étude de cette science, les qualités auxquelles il dut sa supériorité.

Ce qui caractérise le génie de Pasteur c'est sa fidélité constante à la méthode expérimentale.

Pasteur expérimente. S'il fait des hypothèses c'est pour les vérifier, jamais il n'a fait un système. Quand il s'attelle à la recherche d'une vérité, à la solution d'un problème, il institue expérimentations sur expérimentations et il n'est satisfait que lorsque ces expérimentations concordent toujours; alors pour lui la question est résolue; il la formule avec cette clarté née de la connaissance complète du sujet. Tout à l'heure il était

---

(1) Ses recherches eurent d'abord pour objet les tartrates et les paratartrates. La différence d'action de ces deux sels sur la lumière polarisée, le tartrate agissant sur la lumière et le paratatate restant indifférent, préoccupait tous les chimistes vers la fin de la première moitié de ce siècle. Pasteur, après avoir couru l'Europe à la recherche des paratartrates, trouva l'explication de leur différence d'action dans la dissymétrie des molécules.

hésitant, il cherchait, il vérifiait ; maintenant il
affirme ; et, comme ses méthodes sont rigoureuses,
il ne se trompe pas.

L'étude de *la fermentation* qui, jusqu'à Pasteur,
s'expliquait par des lois chimiques, fut pour lui
comme l'aurore d'une nouvelle voie. La découverte du microbe de la fermentation lactique et
alcoolique le conduisit naturellement à rechercher et à étudier chez les animaux et chez l'homme,
les infiniment petits, qu'il démontra être la cause
d'un certain nombre de maladies, comme ils
étaient la cause des fermentations ; le *microbe pathogène* fut trouvé; ses conditions de culture,
après de nombreux tâtonnements, furent déter
minés ; en sorte que Pasteur put tout à la fois déterminer la cause des maladies infectieuses et
enseigner le moyen de les reproduire chez les
animaux. Ces nouvelles découvertes furent appli-
quées d'abord à l'étude du *charbon* en collabora-
tion avec Davaine. Un peu plus tard, la bactériologie telle que l'avait constituée Pasteur, lui
permit de trouver la cause et le remède de la
pébrine (1). Ce résultat fut pour Pasteur l'occasion
d'une grande et juste popularité.

_____

(1) Maladie des vers à soie.

Cependant Pasteur allait déduire de ses premiers travaux des conséquences imprévues et dont les résultats pratiques furent considérables.

C'est en premier lieu l'*asepsie chirurgicale* dont il fixa du premier coup et la doctrine et la technique. Voici en quels termes il s'adressait aux chirurgiens : « Cette eau, cette éponge, cette charpie avec lesquelles vous lavez et recouvrez une plaie, y déposent des germes qui, vous le voyez, ont une facilité extrême de propagation dans les tissus et qui entraîneraient infailliblement la mort des opérés dans un temps très court si la vie ne s'opposait à la multiplication de ces germes.

« Mais hélas! combien de fois cette résistance vitale est impuissante, combien de fois la constitution du blessé, son affaiblissement, son état moral, les mauvaises conditions du pansement n'opposent qu'une barrière insuffisante à l'envahissement des infiniment petits dont vous l'avez recouvert, à votre insu, dans la partie lésée. Si j'avais l'honneur d'être chirurgien, pénétré, comme je le suis, des dangers auxquels exposent les germes des microbes répandus à la surface de tous les objets, particulièrement dans les hôpitaux, non seulement je ne me servirais que d'instruments d'une propreté parfaite, mais après avoir nettoyé mes mains avec le plus grand soin

et les avoir soumises à un flambage rapide, je
n'emploierais que de la charpie, des bandelettes,
des éponges préalablement exposées dans un air
de 130 à 160°, je n'emploierais jamais qu'une eau
qui aurait subi la température de 140 à 150°.
Tout cela est très pratique, de cette manière je
n'aurais à craindre que les germes en suspension
dans l'air; mais l'observation nous montre chaque
jour que le nombre de ces germes est pour ainsi
dire insignifiant, à côté de ceux répandus dans la
poussière, à la surface des objets ou dans les eaux
communes les plus pures. » (*Loc. cit.*, p. 393.)

Nous avons tenu à reproduire en entier ce passage d'un discours de Pasteur à l'Académie, parce
qu'il expose complètement la raison et les règles
de l'*asepsie chirurgicale*.

En effet, si vous ajoutez à ce qu'a dit Pasteur,
le lavage méthodique de *la région* sur laquelle doit
porter l'opération, vous avez l'ensemble de ces
précautions qui empêchent l'introduction du microbe pathogène dans la plaie chirurgicale; vous
avez la pratique de ce qu'on appelle justement
l'*asepsie* ; c'est-à-dire la méthode qui empêche
l'entrée du microbe ; méthode qu'il faut distin-
guer de l'*antisepsie* dirigée contre le microbe, in-
troduit déjà dans l'organisme et contre les toxines
u'il y secrète.

Quoiqu'on doive rendre au professeur Budin
l'honneur d'avoir, étant interne (en 1874), rap-
porté de ses études dans le Nord de l'Europe les
heureux résultats de l'antisepsie employée dans
les maternités de ces pays, il est juste de rapporter
à l'enseignement de Pasteur et à l'antisepsie
chirurgicale formulée par lui, la constitution de
l'*antisepsie puerpérale.*

La femme en couches n'est qu'une opérée :
dès 1838, J. P. Tessier l'avait établi dans son mémoire sur la *Diathèse purulente*, publié dans le
journal l'*Expérience*; et Trousseau répéta la même
chose vingt ans plus tard à l'Académie de Médecine. Plusieurs années après, à propos d'une dis-
cussion sur les causes de la fièvre puerpérale,
Pasteur intervint avec cette autorité incontestable,
qu'il tirait de la connaissance expérimentale des
faits. On discutait, ou plutôt on divaguait, sur les
causes possibles de la fièvre puerpérale. Pasteur
interrompt de sa place : « Ce qui cause l'épi-
démie, ce n'est rien de tout cela, c'est le médecin et son personnel qui transportent le microbe
d'une femme malade à une femme saine » et
comme l'orateur répondait qu'il craignait qu'on
ne trouvât jamais ce microbe, Pasteur s'élance au
tableau noir, dessine des *streptoccoques en chaî-
nettes* et dit: « Tenez, voilà sa figure. » Cette affir--

mation si nette et si autorisée, cette lumineuse solution d'un problème qui paraissait insoluble, a quelque chose d'impressionnant, comme tout ce qui porte l'empreinte du génie. La question fut et resta résolue.

C'est au cours des expériences sur les maladies microbiennes, que Pasteur découvrit les *propriétés immunisantes et curatives* de cultures *atténuées*, donnant ainsi à la thérapeutique des agents nouveaux d'une incalculable efficacité.

Voici l'histoire de cette découverte. Pasteur ayant trouvé et isolé le microbe pathogène du *choléra des poules* et déterminé un bouillon de culture approprié à la vie de ce microbe, transmettait à coup sûr la maladie, non seulement aux poules mais aux animaux qui, comme le lapin, étaient sensibles à ce microbe. Au milieu de ces travaux « *un hasard*, comme il y en a pour ceux qui ont le génie de l'observation, devait bientôt marquer un immense progrès et préparer une grande découverte » (1). Pasteur ayant inoculé des poules avec une *culture vieilles de plusieurs semaines* fut très surpris de voir que les poules inoculées étaient malades, mais ne succombaient

---

(1) *Vie de Pasteur*, par Vallery-Radot, p. 427.

pas. Il eut alors la pensée d'inoculer ces mêmes
poules avec une culture jeune, active, assuré-
ment mortelle; les poules résistèrent: l'immunisation à l'aide de cultures atténuées par le vieillissement était trouvée.

Pasteur rapprocha ce fait considérable de la découverte du vaccin par Jenner, et arriva ainsi
à formuler cette grande découverte de l'immunisation et de la guérison des maladies par les cultures atténuées du microbe pathogène qui les produit. Il vérifia sur d'autres microbes ce qu'il avait
trouvé pour le choléra des poules. La découverte
de l'immunisation de la rage eut un retentisse-
ment considérable. Ses élèves continuèrent dans
cette voie et les sérums du tétanos, de la diphtérie,
de la fièvre typhoïde, de la peste, etc., vinrent
prouver la fécondité de la doctrine. On varia beaucoup les modes d'atténuation des microbes et de
leurs cultures, le vieillissement, l'adjonction
d'iode, le lieu de l'inoculation, la quantité infinitésimale, puis croissante inoculée, les effets de
la lumière, de l'électricité, du calorique, furent
les principaux moyens employés. Puis, une nouvelle méthode fut inventée; c'est celle qui consiste à empoyer pour la sérumthérapie, le sérum
d'animaux immunisés; mais, toutes ces grandes
découvertes découlent de la première expérience.

sur le choléra des poules, toutes se résument en un
seul principe : l'atténuation de la virulence du
microbe pathogène de la maladie à guérir. En
dehors de ces vérités expérimentales, tout n'est
qu'hypothèses et explications vaines.

L'œuvre thérapeutique de Pasteur repose donc
sur deux principes : *traiter une maladie infectieuse
par le microbe qui lui a donné naissance*, voilà
le premier principe; *employer ce microbe à dose
atténuée*, voici le second.

Il ne faudrait point objecter que la plupart des
sérums thérapeutiques sont empruntés non au microbe lui-même, mais au sérum d'un animal immunisé par ce microbe; car quelle que soit la
théorie qu'on admette pour expliquer l'action curative du sérum d'animaux immunisés; anti-
toxine, toxine atténuée, substance nouvelle produite par l'organisme à l'aide du microbe ou de
sa toxine, c'est toujours le microbe pathogène qui
est le point de départ de l'agent thérapeutique;
qu'il soit employé directement comme dans la rage
et le tétanos; ou qu'il soit employé indirectement
et remplacé par une substance élaborée chez
l'animal immunisé par ce microbe.

Examinant ces faits à la clarté des doctrines thérapeutiques formulées par Hippocrate, nous trou-

vons qu'ils sont régis par la loi des semblables :
ce qui produit la strangurie chez l'homme sain,
la guérit chez l'homme malade, a dit Hippocrate;
ce qui produit la rage guérit la rage, ce qui produit la diphtérie guérit la diphtérie, dit Pasteur.
Et Pasteur, comme Hippocrate, peut donner
comme formule de la loi des indications : *Similia
similibus curantur*.

L'atténuation des virus est une nécessité des im-
munisations et de la thérapeutique pasteurienne ;
une culture très virulente tuerait le malade au
lieu de l'immuniser ou de le guérir.

Cette atténuation des microbes pathogènes et
de leurs produits répond à l'atténuation des médicaments proposés par Hahnemann, ces deux méthodes son nées de la même pensée : éviter les
dangers et les aggravations des substances trop
actives.

Devant ces caractères de la thérapeutique pasteurienne, on se demande comment Pasteur, qui
très probablement ignorait Hippocrate et Hahnemann, est arrivé aux mêmes conclusions thérapeutiques que ces deux grands hommes. L'histoire, citée plus haut, du choléra des poules est la
réponse à cette question ; et elle nous fait comprendre comment Pasteur guidé par l'expéri-

mentation, est arrivé à reproduire une formule thérapeutique qu'Hippocrate tenait probablement de la tradition. Nous n'avions pas besoin de cet exemple pour savoir que plusieurs voies mènent à la vérité; mais nous savons aussi que plus les démonstrations d'une vérité sont nombreuses et concordantes, plus aussi cette vérité est inattaquable.

Hippocrate a posé la doctrine thérapeutique, Hahnemann a rendu possible l'application de la loi des semblables par l'étude du médicament sur l'homme sain et l'atténuation des doses; et Pasteur est venu apporter à l'appui de cette thérapeutique encore hésitante et contestée, l'argument inattaquable de la science de laboratoire.

CHAPITRE III

CONCLUSIONS

Nous avons terminé ! La constitution de la thérapeutique telle que nous venons de l'exposer est complète. Elle s'appuie sur une doctrine : *natura medicatrix*; elle admet deux lois d'indication : la loi des contraires et la loi des semblables; sa matière médicale est expérimentale ; et en posologie, elle a pour formule *omni dosi*.

Non seulement cette thérapeutique est complète, mais elle s'appuie entièrement sur l'expérience et l'observation.

La doctrine qui lui sert de base, *natura medicatrix*, repose sur l'observation des malades. Toutes les maladies curables, si graves qu'elles soient, peuvent guérir spontanément. Il existe donc dans l'organisme une tendance naturelle à la guérison; *natura médicatrix*.

Les deux lois d'indication ne relèvent d'aucune hypothèse.

La *loi des contraires* s'adresse à la médication

prophylactique,à la médication des empoisonnements et à la médication palliative.

La loi des contraires,dans la prophylaxie, suppose connues les conditions du développement de
la maladie et l'action des médicaments sur ces
conditions; pour les empoisonnements, elle exige
la connaissance des poisons et des propriétés anti-
dotaires des médicaments; pour la médication
palliative, elle suppose connues les propriétés médicamenteuses opposées aux symptômes qu'il faut
supprimer.

Donc dans tout le domaine de l'application de
la loi des contraires, ainsi comprise, nulle hypothèse, nul système ; mais la connaissance de l'é-
tiologie, des symptômes morbides et des actions
médicamenteuses sur l'homme sain.

La *loi des semblables* n'a besoin pour son application que de la connaissance des maladies et de
celle des actions des médicaments sur l'homme
sain.

Quant à la matière médicale, depuis Hahnemann et les travaux des pharmacodynamistes modernes, elle repose à la fois sur les expérimentations faites sur l'hommes sain et sur les animaux, complétées par l'histoire des empoisonnements. Il n'y a donc encore ici ni hypothèse,
ni système.

Nous avons vu que la posologie acceptait l'administration des médicaments à *toute dose*! Les doses fortes sont évidemment nécessaires pour assurer l'asepsie chirurgicale en tuant le microbe pathogène des accidents infectieux ; les doses fortes sont encore nécessaires, quand il s'agit d'antidoter un poison ou de faire disparaître un symptôme pénible ou douloureux.

Mais quand il s'agit d'appliquer la loi des semblables, une dose forte, qu'il s'agisse d'un médicament ou d'une toxine, peut produire une aggravation dangereuse. La dose sera donc petite, mais suffisante ; et la clinique seule a le droit de fixer la quantité de médicament nécessaire (1).

---

(1) Pour qu'il ne subsiste aucun doute dans l'esprit du lecteur sur ce que nous entendons par ces expressions *omni dosi*, nous donnerons quelques exemples : Si dans le traitement de la plupart des maladies de cause interne nous employons les médicaments à doses infinitésimales et dans les maladies microbiennes des doses pareillement atténuées de toxines ou de cultures pures ; dans d'autres maladies, au contraire, nous prescrivons des doses très fortes, de 1 gramme à 2 grammes de sulfate de quinine dans la fièvre intermittente ; de 1 à 4 grammes d'iodure de potassium dans la syphilis. D'autres espèces morbides se trouvent mieux de doses petites mais pondérables : quelques

La thérapeutique que nous venons d'exposer est la seule rigoureusement scientifique : en dehors des principes qui la consituent, nous ne connaissons que des *sectes* : secte allopathique, secte homœopathique (expressions qui doivent disparaître).

Sectaires sont les allopathes galénistes qui, croyant pouvoir détruire une maladie en s'attaquant à sa cause, ne pratiquent ainsi que la pire des thérapeutiques, la thérapeutique des symptômes et n'acceptent qu'une loi d'indication : la loi des contraires.

Sectaires aussi les homœopathes intransigeants, qui n'acceptent que la loi des semblables, et méconnaissent la grandeur et l'utilité de la loi des contraires appliquée à la chirurgie, à la prophylaxie et à la médication palliative.

Qu'on nous permette, en terminant, de faire ressortir tous les avantages de la constitution de la thérapeutique telle que nous venons de l'exposer.

---

centigrammes d'ipéca dans l'asthme, de sublimé dans les accidents secondaires de la syphilis, de calomel, d'arsenic, etc., dans les affections du foie, de la peau ou de la poitrine. Toutes ces doses sont fixées impérativement par l'expérience clinique.

Avec les deux lois : *contraria contrariis* et *similia similibus* et une matière médicale expérimentale, la thérapeutique obtient le degré de certitude que comportent les sciences expérimentales. Suivant l'expression juste du professeur Bouchard, *nous savons ce que nous faisons et pourquoi nous le faisons.*

Avec la *loi des contraires* nous savons ce que nous faisons et pourquoi nous le faisons : quand nous appliquons les règles de l'*asepsie chirurgicale* ; quand nous ouvrons un abcès ; quand nous lions une artère, etc. Nous savons encore ce que nous faisons et pourquoi nous le faisons quand nous appliquons la loi des contraires à la médication palliative : Eau froide à l'hyperthermie, purgatif à la constipation, chloral à l'insomnie, morphine à la douleur, etc., etc.

Avec la loi des semblables nous savons encore ce que nous faisons et pourquoi nous le faisons quand nous traitons la néphrite par la cantharide qui produit la néphrite ; l'asthme par l'ipéca, qui donne l'asthme ; la rage, le tétanos, ou la diphtérie par les microbes ou les toxines qui donnent ces maladies.

Mais dans la thérapeutique galéniste, en dehors de la chirurgie et de la médication palliative, où le médecin est guidé par la loi des contraires ; en dehors de la sérumthérapie qui découle de la loi des semblables, le médecin ne sait plus ce qu'il fait ni pourquoi il le fait.

Cette constitution de la thérapeutique que nous présentons aujourd'hui à nos confrères n'est ni celle d'une coterie, ni celle d'un groupe particulier. Dans le passé, elle remonte à Hippocrate, c'est la thérapeutique traditionnelle; dans le présent, elle s'appuie sur les découvertes pasteuriennes; dans l'avenir elle ralliera, sans distinction, tous les médecins qui s'honorent d'appartenir à la méthode expérimentale.

Que deviendra cet appel que j'adresse à tous mes confrères. Sera-t-il entendu? Et quand? J'ai atteint un âge où la réponse à ces deux questions ne saurait me troubler.

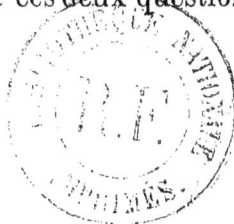

TABLE DES MATIÈRES

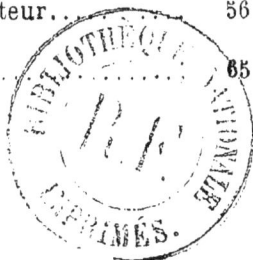

Paris. — Typ. A. DAVY, 52, rue Madame — *Téléphone*.

LIBRAIRIE J.-B. BAILLIÈRE ET FILS

Typographie A. DAVY, 52, rue Madame, Paris.

www.ingramcontent.com/pod-product-compliance
Lightning Source LLC
Chambersburg PA
CBHW071244200326
41521CB00009B/1616